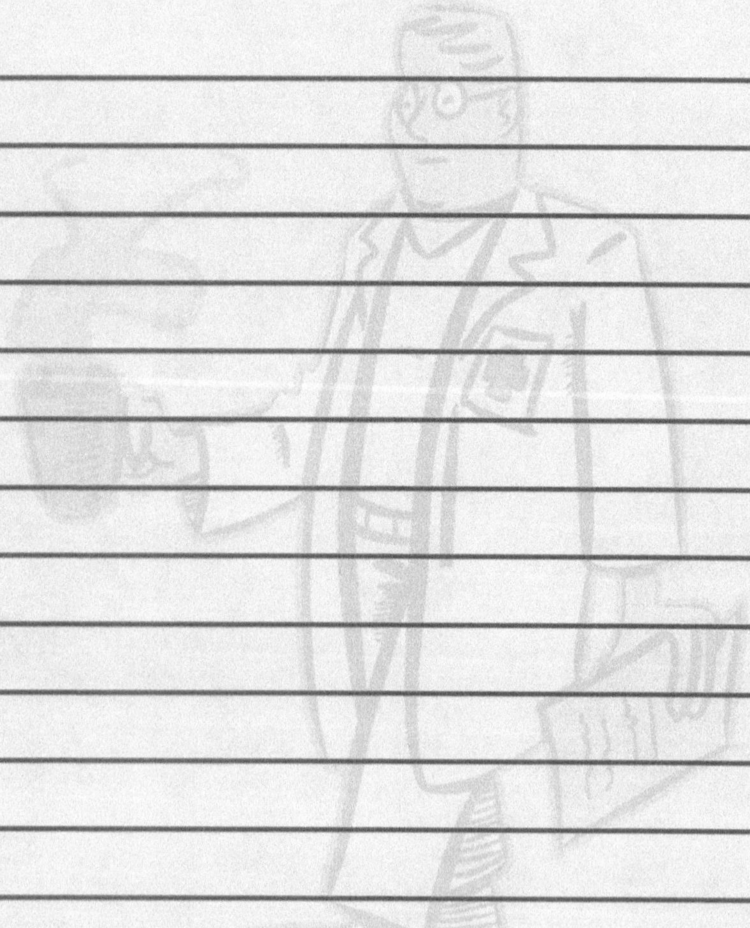

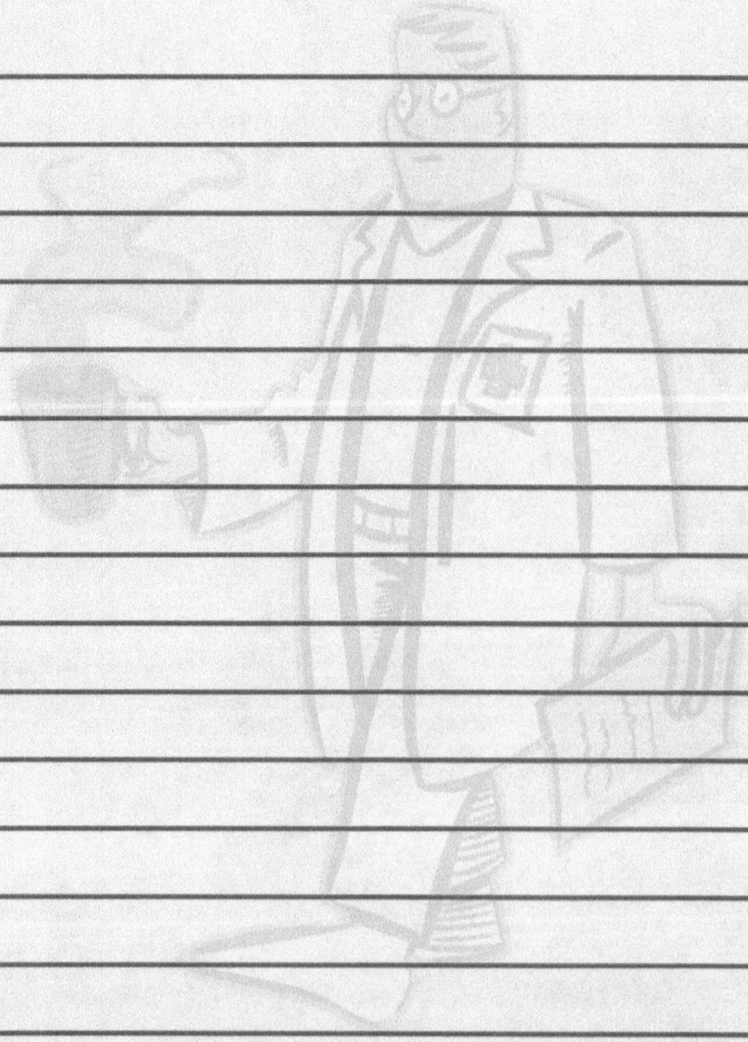

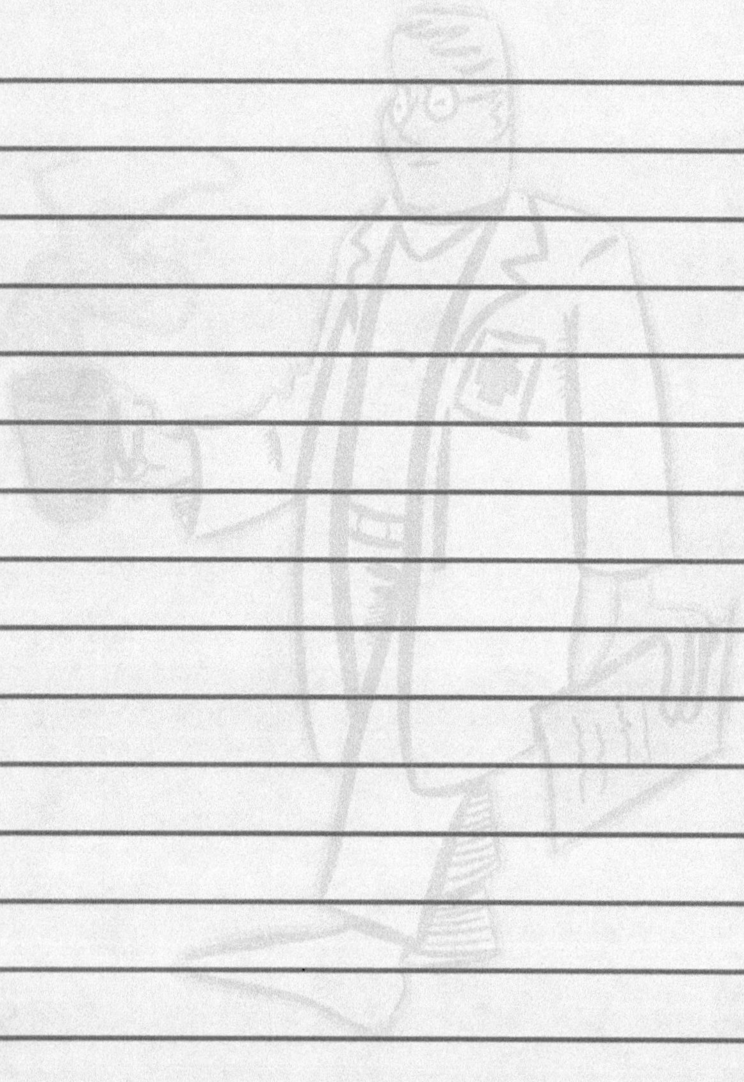

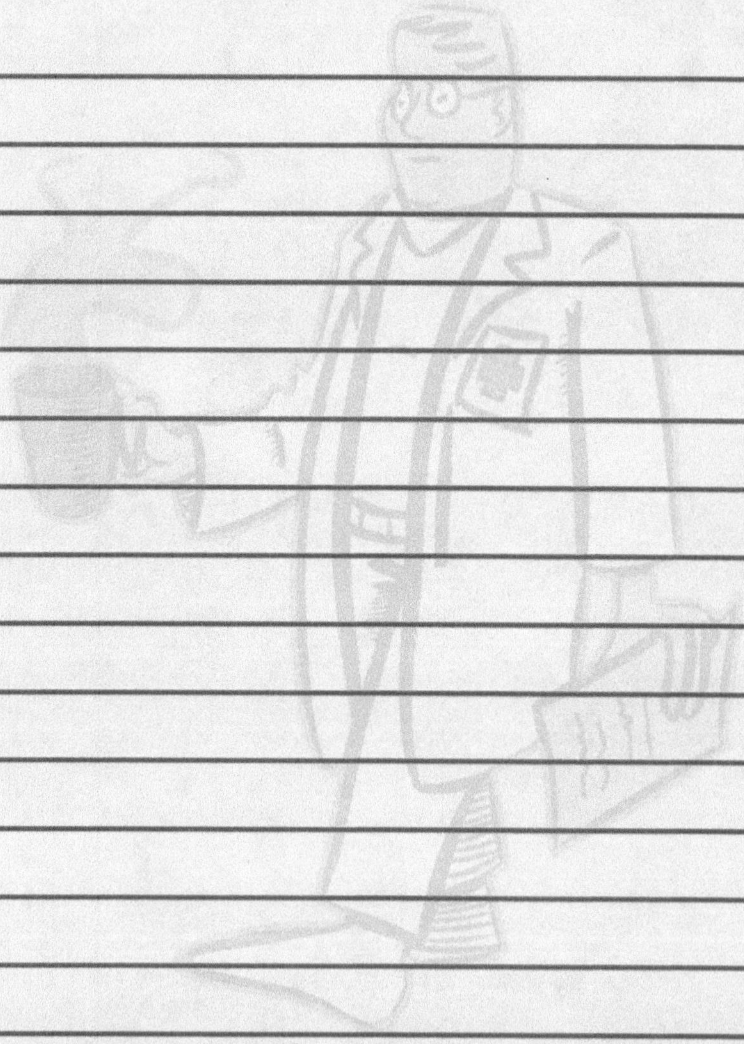

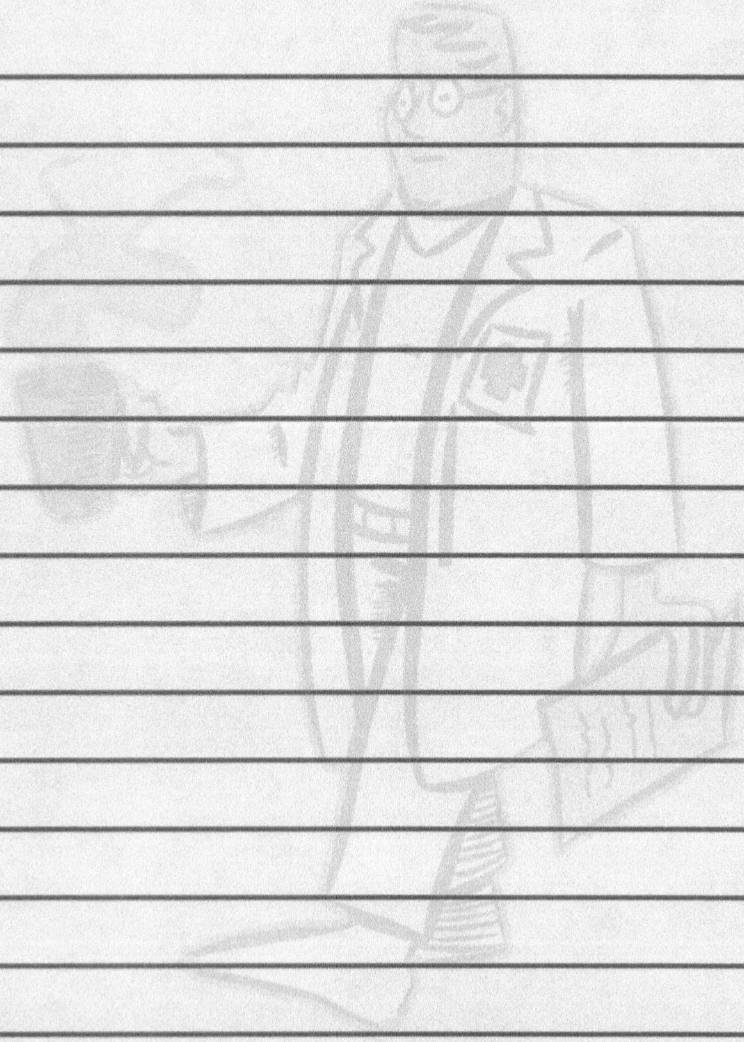

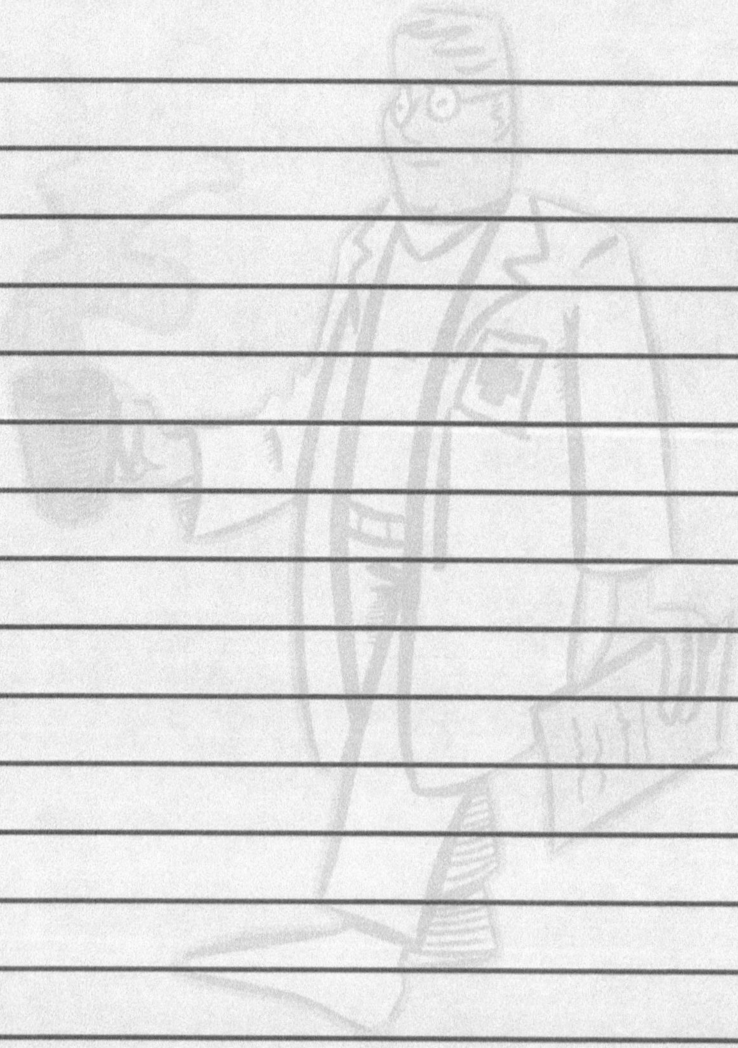

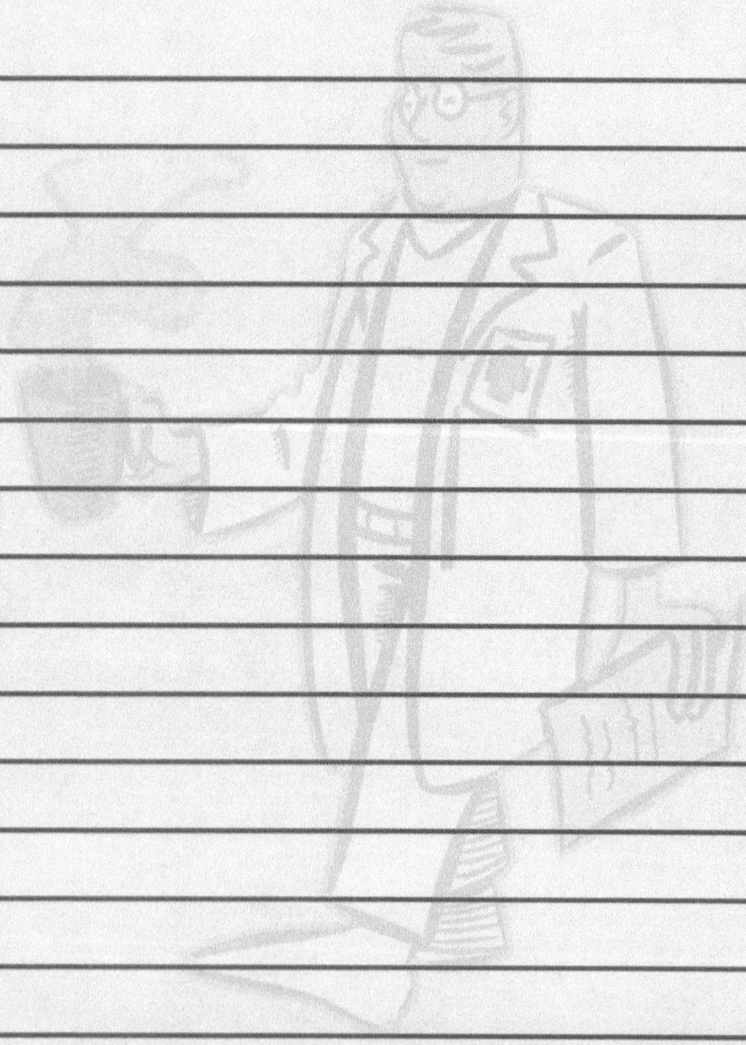

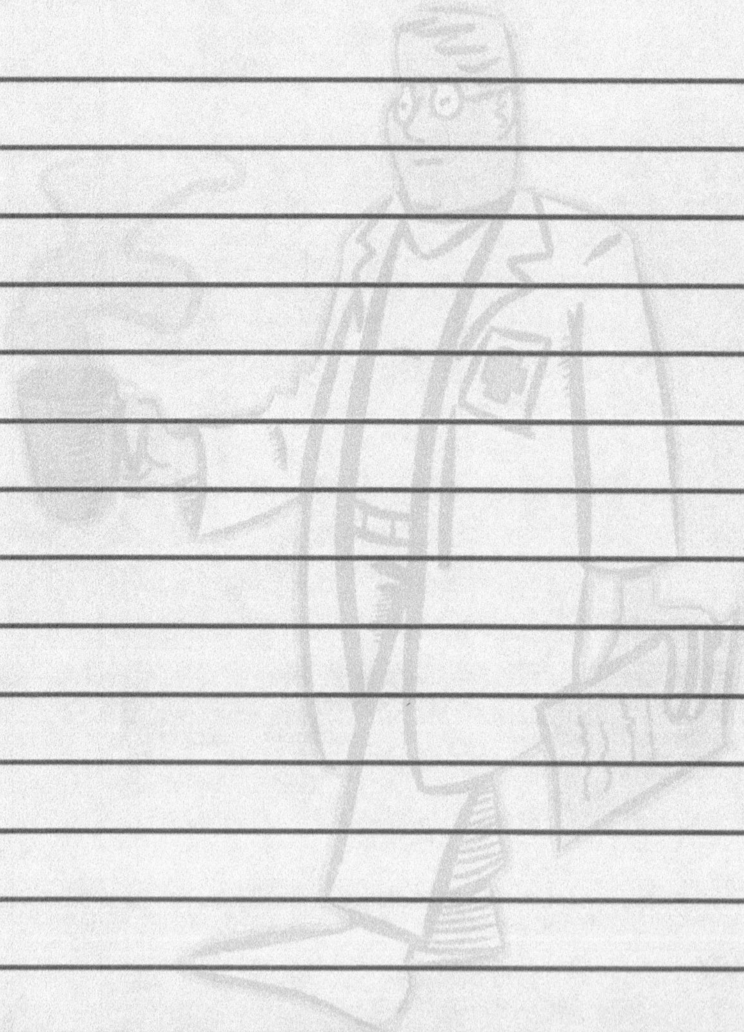

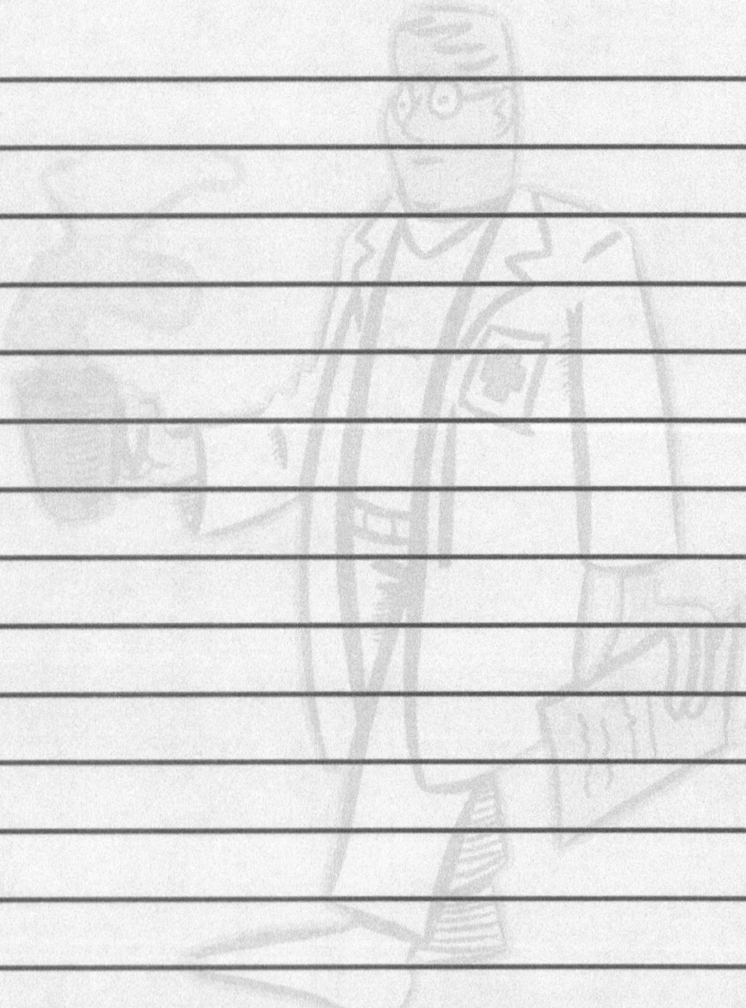

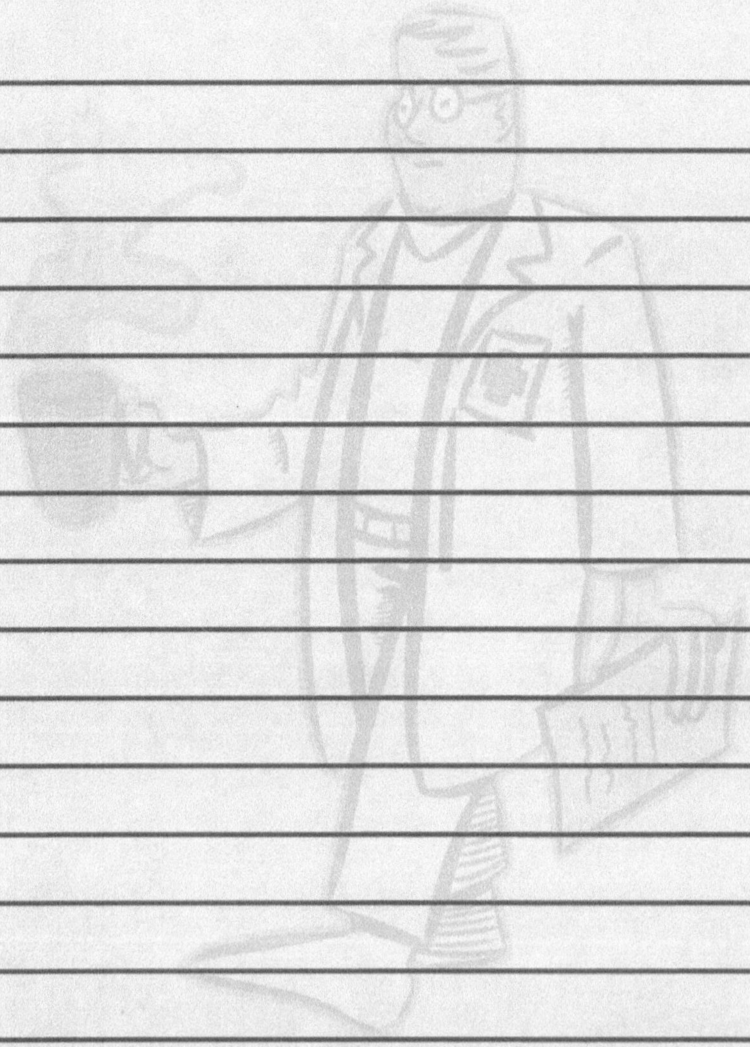

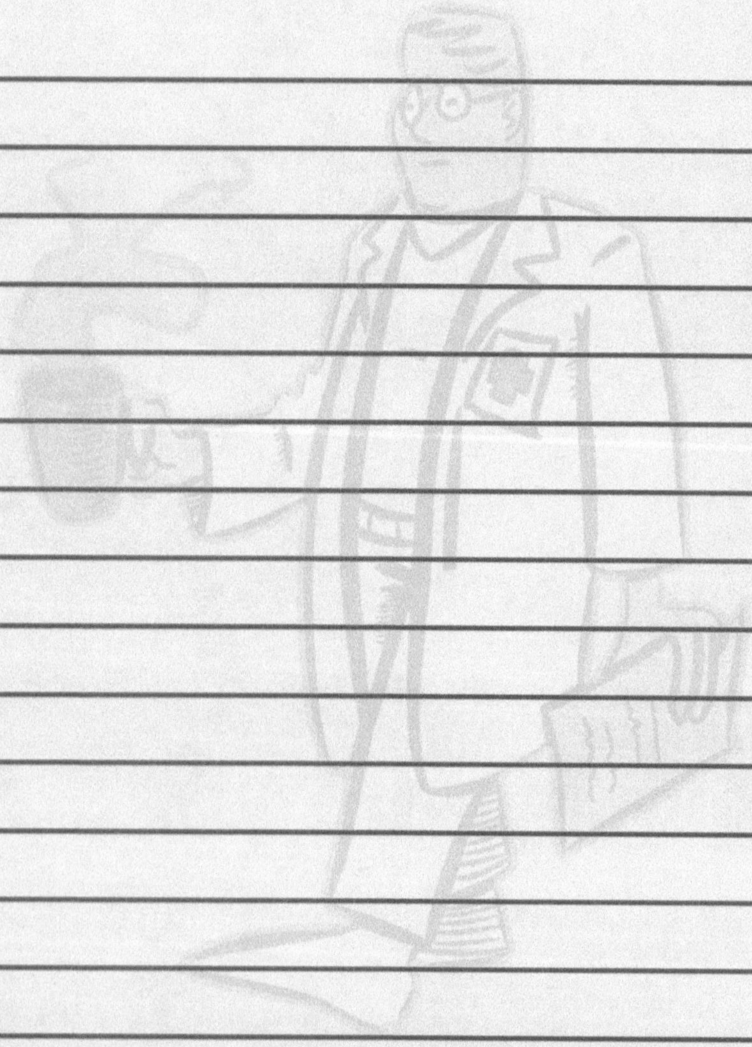

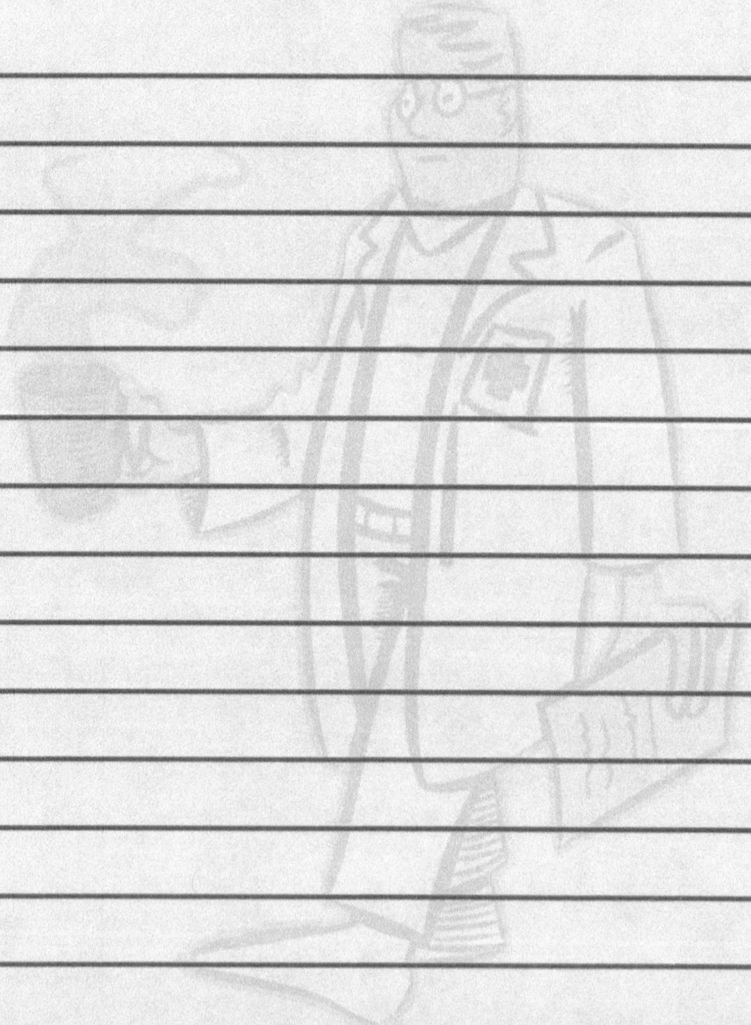

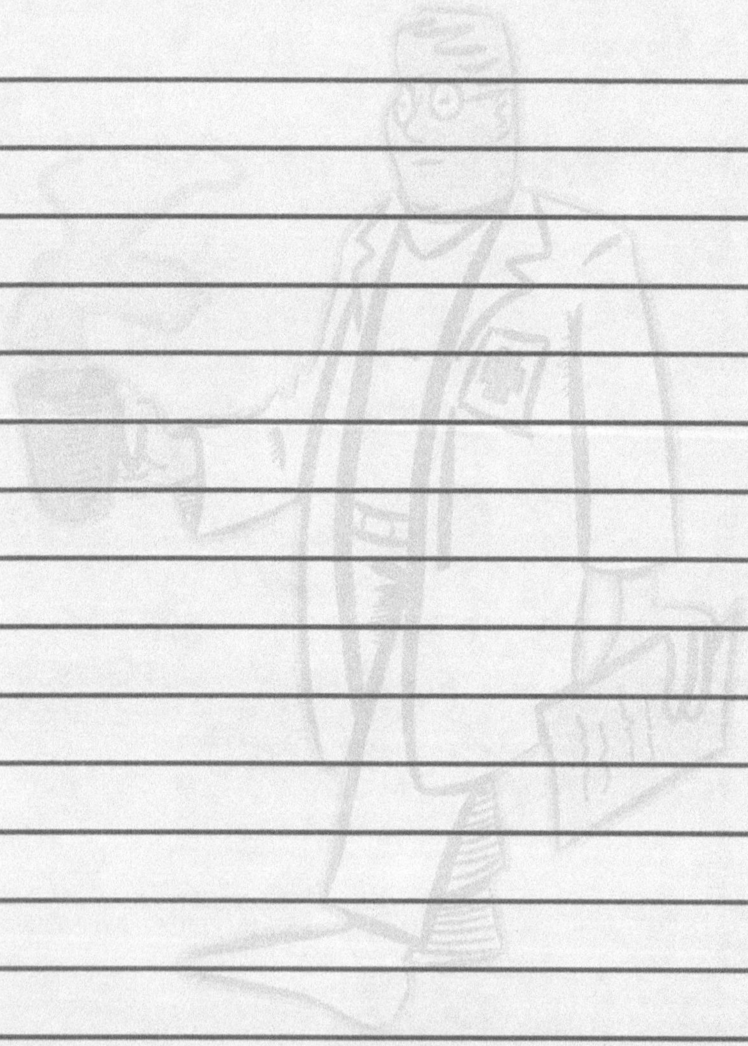

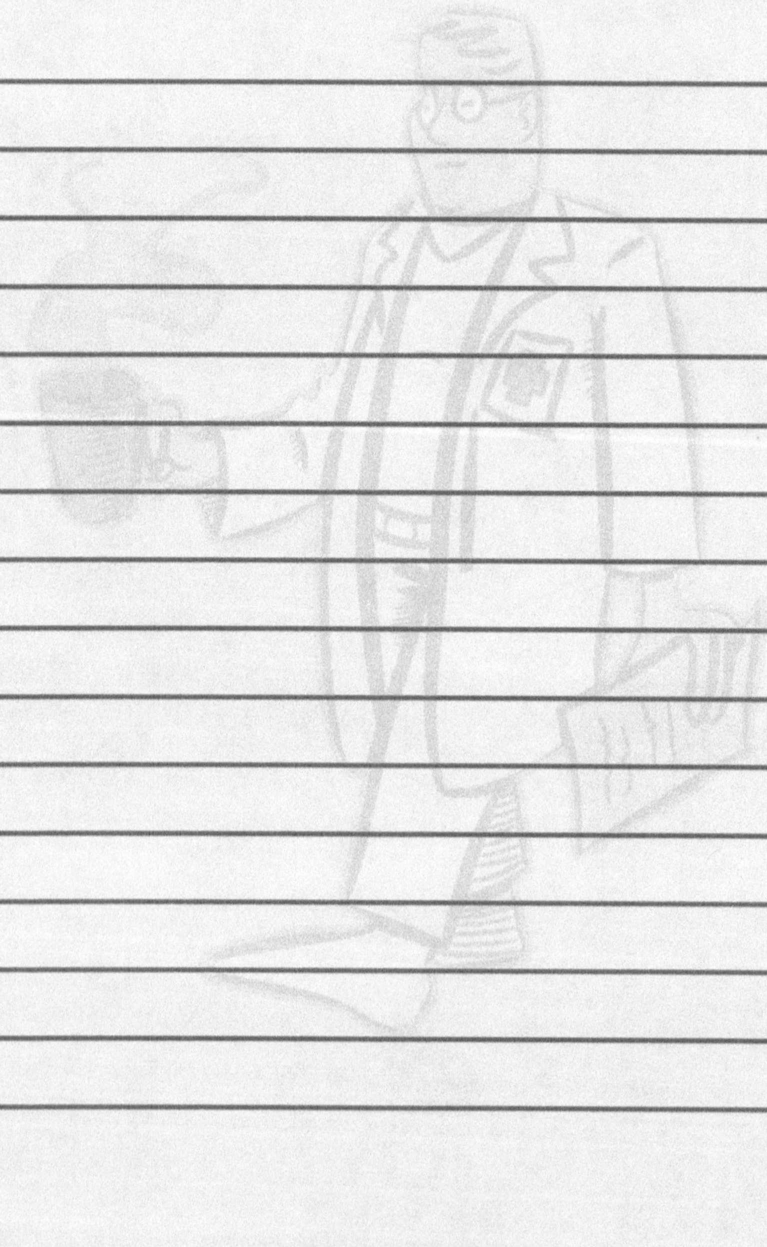

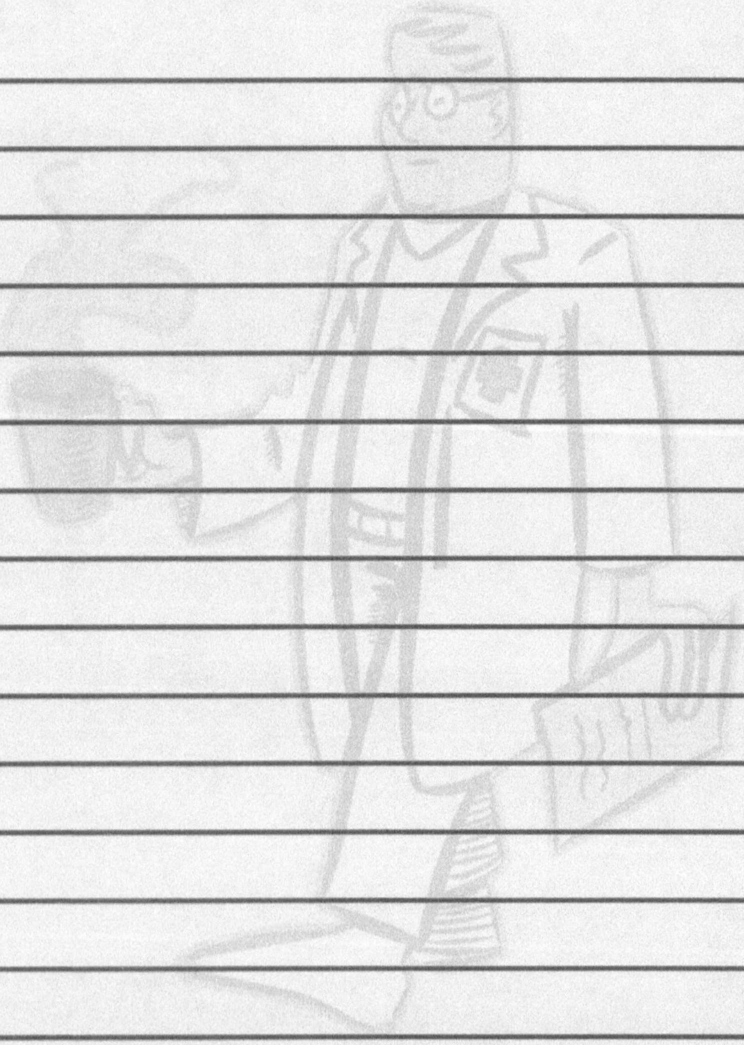

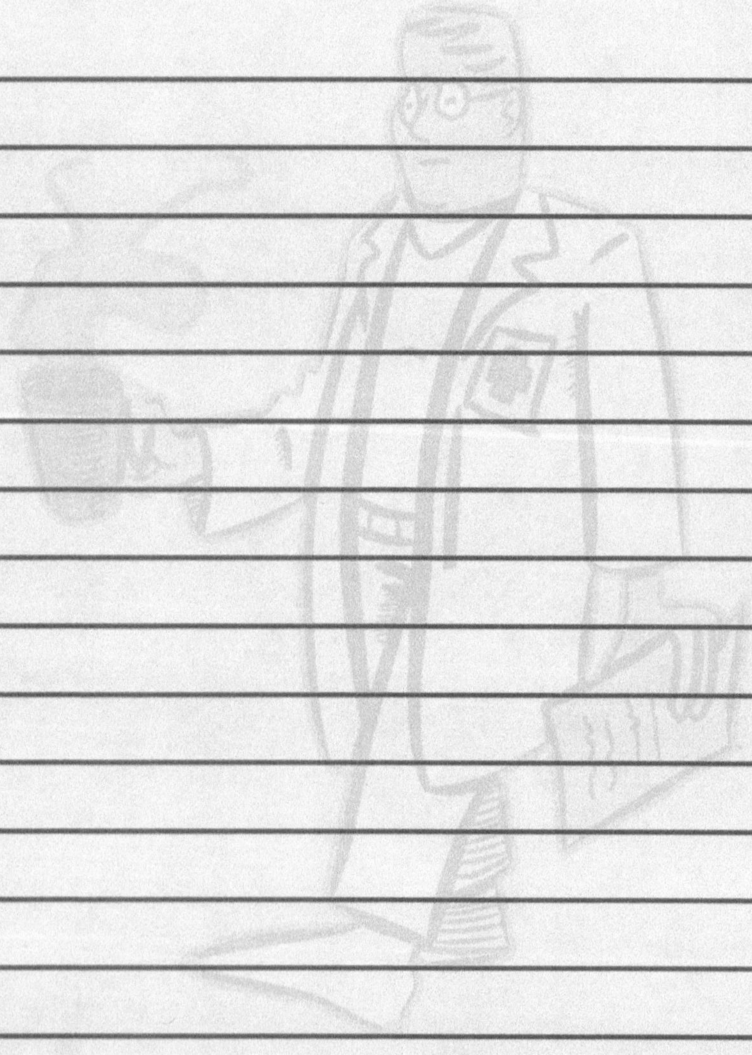

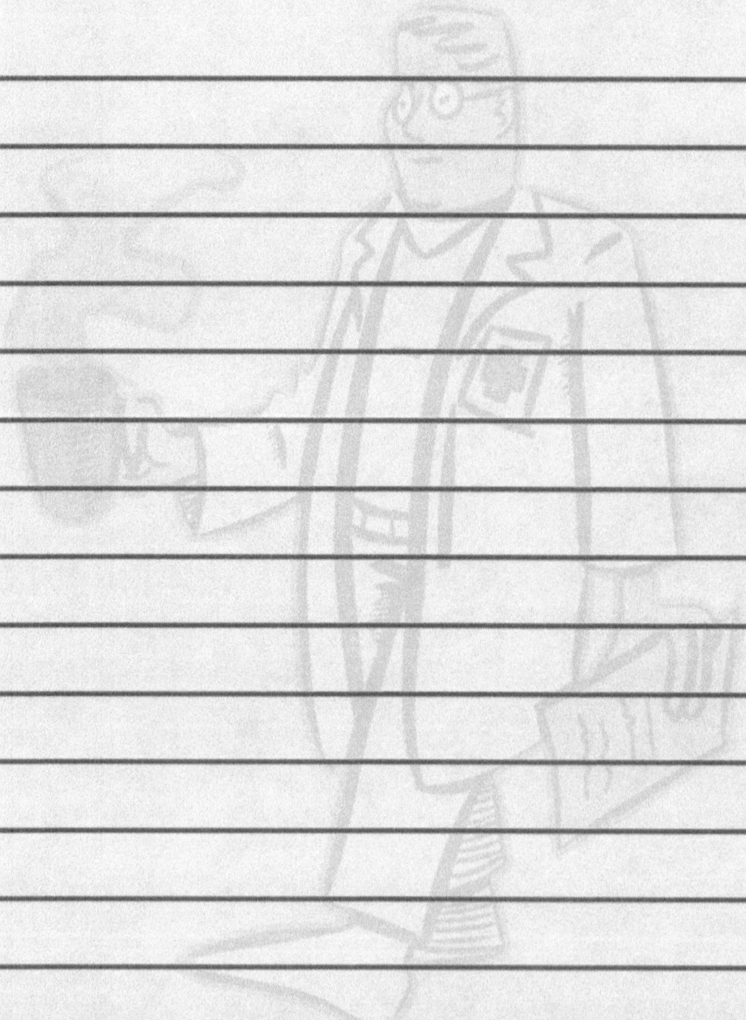

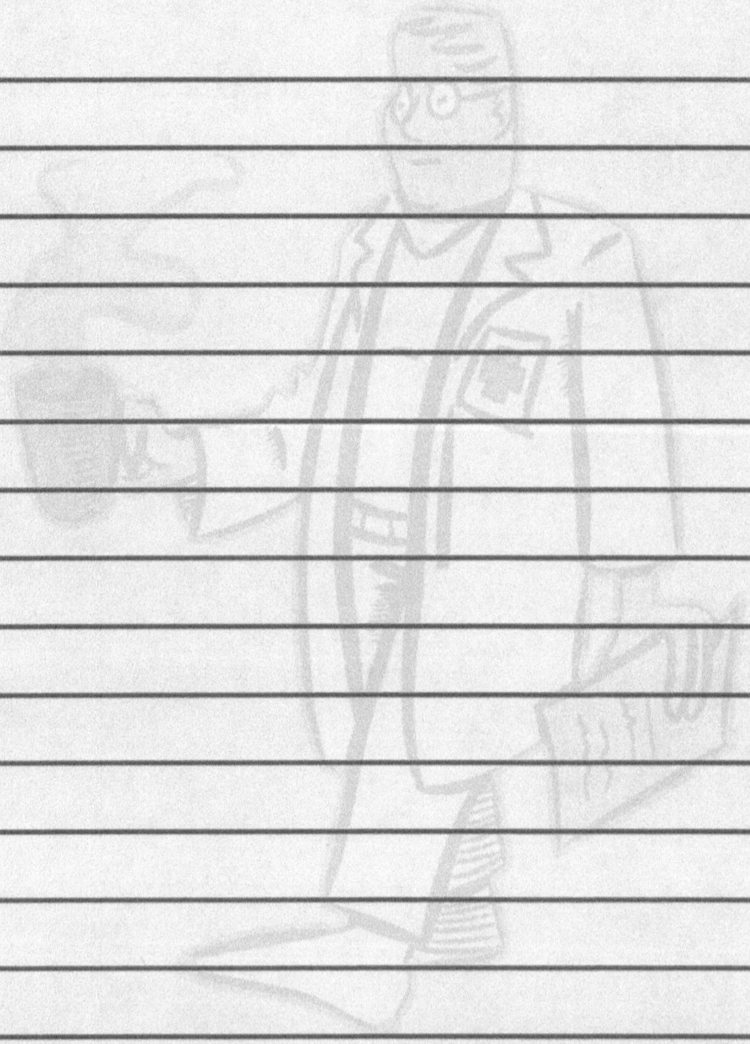

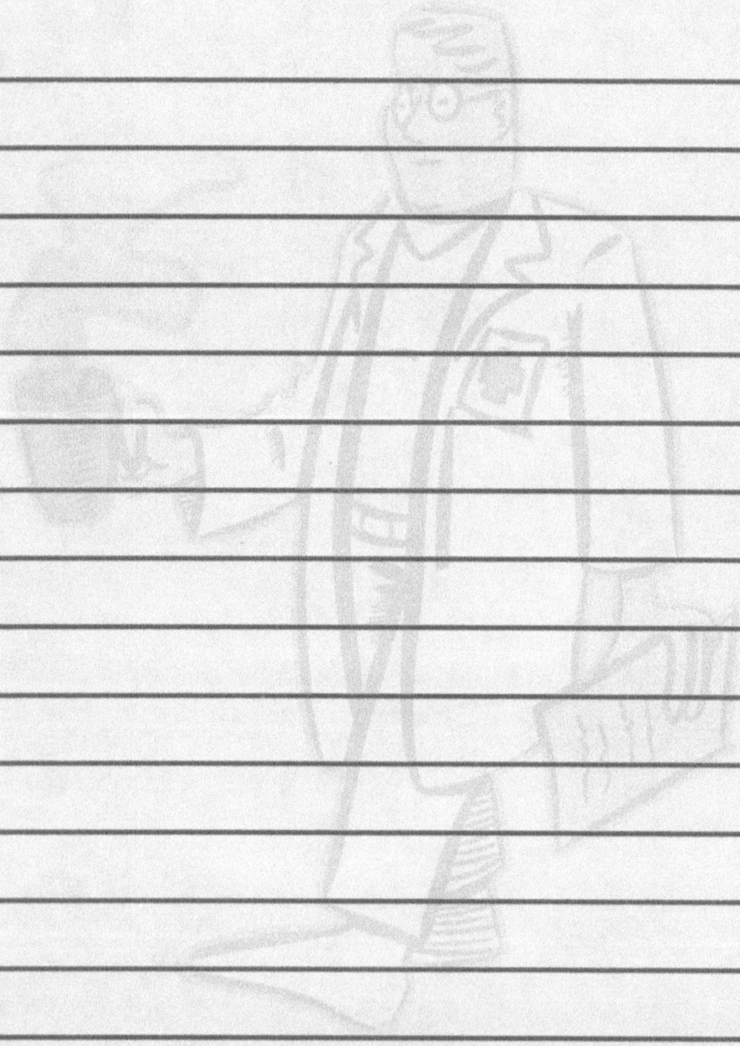

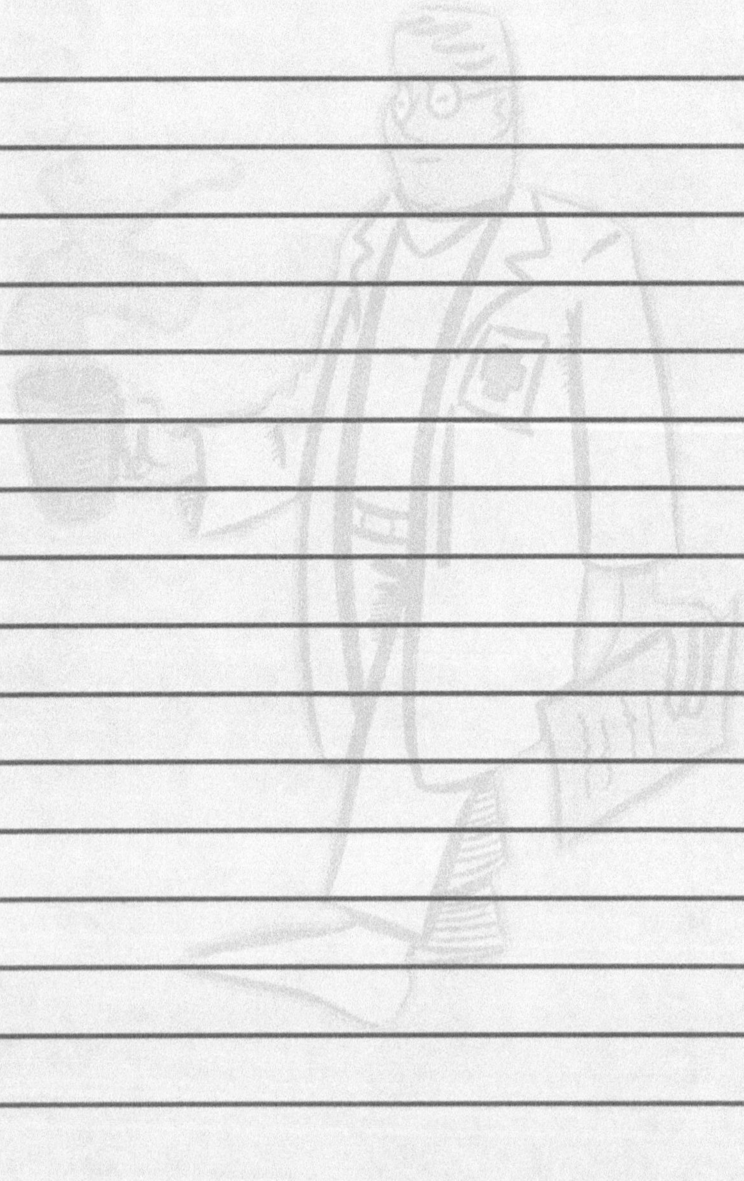

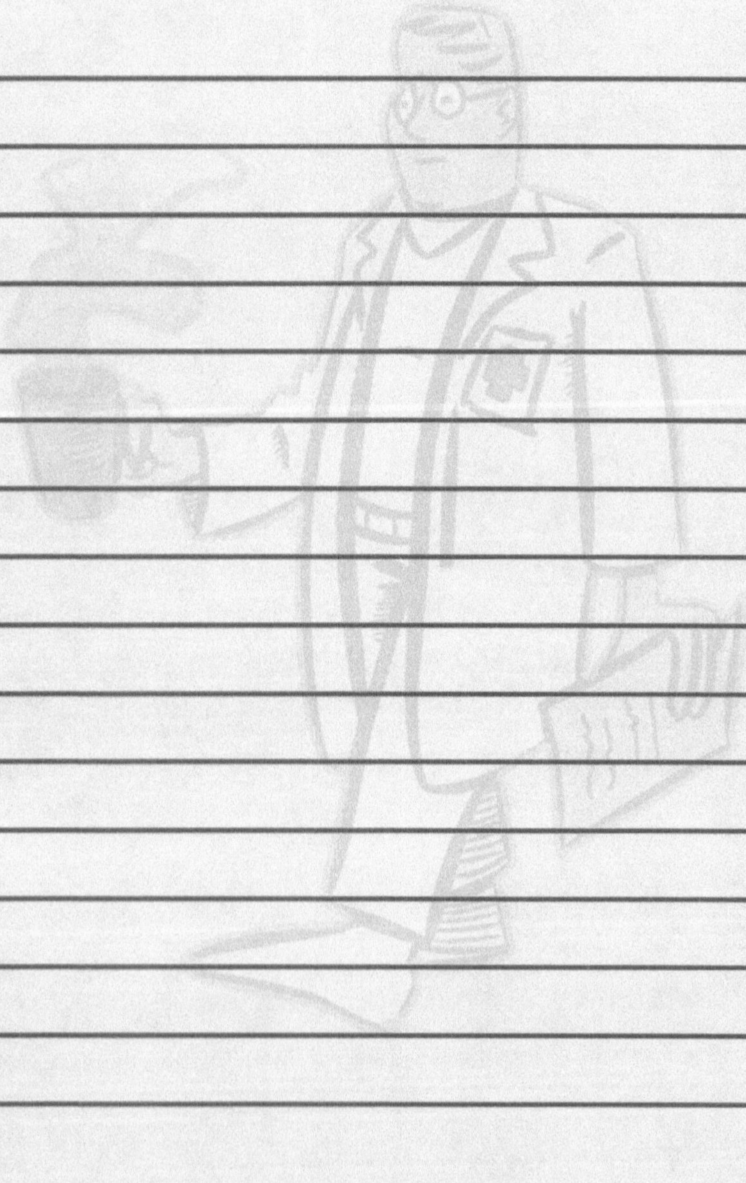

www.ingramcontent.com/pod-product-compliance
Lightning Source LLC
Chambersburg PA
CBHW021830170526
45157CB00007B/2741
* 9 7 8 1 0 9 9 2 3 9 0 7 6 *